BEI GRIN MACHT SICH IHR WISSEN BEZAHLT

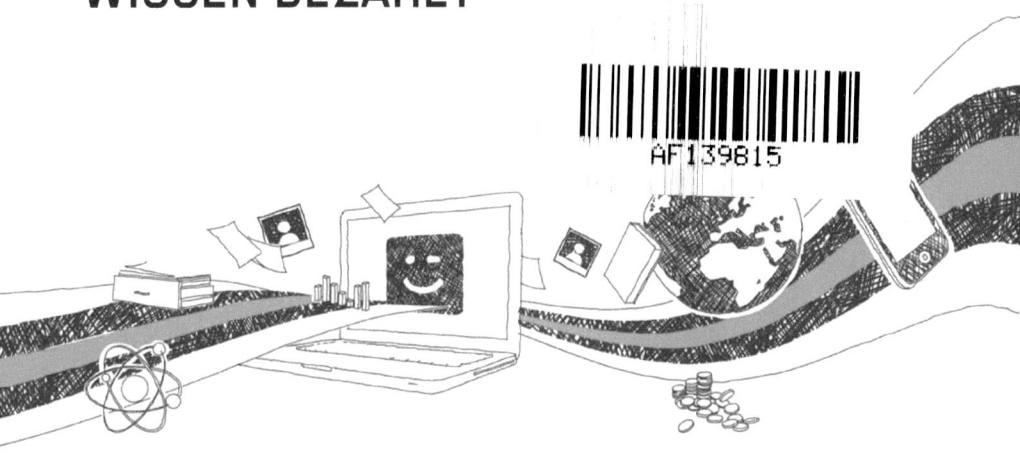

- Wir veröffentlichen Ihre Hausarbeit,
  Bachelor- und Masterarbeit

- Ihr eigenes eBook und Buch -
  weltweit in allen wichtigen Shops

- Verdienen Sie an jedem Verkauf

Jetzt bei www.GRIN.com hochladen
und kostenlos publizieren

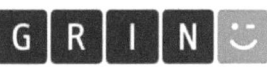

Bibliografische Information der Deutschen Nationalbibliothek:

Die Deutsche Bibliothek verzeichnet diese Publikation in der Deutschen National-bibliografie; detaillierte bibliografische Daten sind im Internet über http://dnb.d-nb.de/ abrufbar.

Impressum:

Copyright © 2018 GRIN Verlag
Druck und Bindung: Books on Demand GmbH, Norderstedt Germany
ISBN: 9783668884762

Dieses Buch bei GRIN:

https://www.grin.com/document/455508

Verena Dissmann

Beratung von Patienten mit chronischen Erkrankungen

Am Beispiel der Neurofibromatose Typ 2

GRIN Verlag

GRIN - Your knowledge has value

Der GRIN Verlag publiziert seit 1998 wissenschaftliche Arbeiten von Studenten, Hochschullehrern und anderen Akademikern als eBook und gedrucktes Buch. Die Verlagswebsite www.grin.com ist die ideale Plattform zur Veröffentlichung von Hausarbeiten, Abschlussarbeiten, wissenschaftlichen Aufsätzen, Dissertationen und Fachbüchern.

Besuchen Sie uns im Internet:

http://www.grin.com/

http://www.facebook.com/grincom

http://www.twitter.com/grin_com

Universität Bielefeld

Fakultät für Gesundheitswissenschaften

Weiterbildender Fernstudiengang

Master of Health Administration

Erste studienbegleitende Prüfung

Hausarbeit zum Thema:

Beratung von Patienten mit chronischen Erkrankungen

am Beispiel der Neurofibromatose Typ 1

Erstellt von:

Dipl. Oec. Troph. (FH) Verena Dißmann

Vorgelegt am: 14. September 2018

Inhaltsverzeichnis

1. Einleitung

Eine angeborene, chronische Erkrankung eines Kindes hat diverse Auswirkungen auf alle Familienmitglieder. Eltern, Geschwister und auch weitere eng vernetzte Mitglieder der Familie werden bei chronischen Erkrankungen von Neugeborenen und Kindern sehr gefordert. Rolland (1996) unterscheidet chronische Erkrankungen in 4 Dimensionen (Tabelle 1). Eine solche Unterteilung erscheint hilfreich bezüglich der Einschätzung möglicher Folgen einer chronischen Erkrankung.

Tabelle 1: Dimensionen chronischer Erkrankungen.

Dimension	Ausprägung
Beginn	akut / schleichend
Verlauf	fortschreitend / stabil
Ausgang bzw. Prognose	günstig / ungünstig
Behinderungen	vorhanden / nicht-vorhanden

Von Patienten mit chronischen Erkrankungen wird ein hohes Maß an Selbstmanagement, Selbstkontrolle und eine sehr gute Versorgung und Beratung durch den Fach- bzw. Hausarzt erwartet (Küver et al. 2004, Küver 2006). Schwierig wird diese Aufgabe bei Neugeborenen, welche noch keine Form des Selbstmanagements erarbeiten können. Die Familie ist der versorgende Mittelpunkt: die Eltern, eventuell ältere Geschwisterkinder und auch andere nähere Verwandte. Eine ausgiebige und gründliche Beratung über den Krankheitsverlauf durch erfahrene Mediziner und weitere Heilberufe wie Psychologen, Logopäden, Physiotherapeuten, Ergotherapeuten erscheint absolut unabdingbar und erfordert ein hohes Maß an Koordination und Absprache.

Therapie- und Maßnahmenangebote, welche die gesamte Familie betreffen, sind oberste Priorität, ebenso wie eine verstärkte Sensibilisierung der Mediziner zugunsten der gesunden Geschwisterkinder (Plumridge et al. 2011, S.374ff). Gerade bei angeborenen, chronischen Krankheiten hat der versorgende Mediziner die Aufgabe, den Angehörigen und dem Patienten gleichermaßen beratend und unterstützend zur Seite zu stehen. Oftmals bedeutet dies auch für den koordinierenden Arzt, Kenntnisse bezüglich einer vorliegenden chronischen Erkrankung zu vertiefen, um dem Patienten und auch Angehörigen motivierend und kompetent beratend zur Seite stehen zu können (Plumridge et al. 2011, S.374ff).

Die Neurofibromatose ist eine chronisch verlaufende Erkrankung, welche sich bereits im Säuglingsalter bzw. frühen Kindesalter manifestiert und mit körperlichen sowie geistigen Entwicklungsstörungen vergesellschaftet sein kann. Knapp die Hälfte der Erkrankungen entsteht de novo aufgrund von Spontanmutationen im Erbgut der Patienten. Die andere Hälfte wird autosomal-dominant an die Nachkommen eines erkrankten Elternteils weitervererbt (Riccardi 1981, S.1ff). Der Bundesverband Neurofibromatose e.V. (BVNF) stellt im Downloadbereich seiner Internet-Präsenz mehrere Informationsbroschüren über die Neurofibromatose Typ 1 und Typ 2 zur Verfügung (BVNF 2018), welche sich an Patienten, Familienangehörige und behandelnde Ärzte richten. Aber auch der Sensibilisierung von Kindergärten und Schulen hinsichtlich der besonderen Bedürfnisse und der potenziell verzögerten Lernentwicklung von an Neurofibromatose erkrankten Kindern kommt ein hoher Stellenwert zu (Wagner 2016).

1.1 Aufbau der Arbeit

Die vorgelegte Arbeit bezieht sich ausschließlich auf das Thema Neurofibromatose Typ 1 (NF-1). Eine Beschreibung der Neurofibromatose, Ursachen und Häufigkeit, sowie Diagnose- und Behandlungsmöglichkeiten werden in dem ersten Teil der Arbeit erläutert. Im Folgenden werden die Herausforderungen bezüglich kompetenter Beratung und Schulungsmöglichkeiten erklärt und dargestellt. Des Weiteren werden verschiedene Beratungs- und Schulungsmöglichkeiten chronisch erkrankter Patienten und deren Angehöriger, sowie Potentiale und auch Grenzen einer bedarfsgerechten Beratung, reflektiert. Die sich anschließende Zusammenfassung zeigt den aktuellen Bedarfsstand der kompetenten NF-1 Beratung, unter Berücksichtigung diverser Möglichkeiten und auch Grenzen.

Aus Gründen der Vereinfachung und besseren Lesbarkeit wird in der vorliegenden Hausarbeit die männliche Form verwendet. Darin ist das weibliche Geschlecht mit einbezogen.

2. Einführung in das Thema "Neurofibromatose"

Die NF-1, nach dem Entdecker Friedrich Daniel von Recklinghausen auch als "Morbus Recklinghausen" benannt, ist eine autosomal-dominant vererbte, chronische Krankheit, welche mehrere Organe, insbesondere die Haut und das Nervensystem des menschlichen Körpers betrifft. Es handelt sich um eine genetische Erkrankung, welche von Medizinern zu den Phakomatosen gezählt wird. Krankheiten dieser Art bilden (überwiegend gutartige) Tumore der Haut und des Nervensystems. Die NF-1 bildet zudem Veränderungen der Knochen, der Haut, der Augen und des Gehirns. Die Erkrankung wird mit diversen gutartigen und auch bösartigen Tumoren assoziiert, meist liegen die Tumore in der Hautschicht, können aber auch Organe betreffen. Auftretende Neurofibrome sind gutartige Tumore, welche auch im zentralen Nervensystem an verschiedenen Stellen des Körpers auftreten können (Riccardi 1981, S.1ff). Bis zu 80% der NF-1 Patienten haben neurokognitive Einschränkungen, wie Lernschwierigkeiten, Aufmerksamkeitsdefizite, räumliche Wahrnehmungsstörungen, Konzentrationsdefizite, Autismus-Spektrum-Störungen u.v.m. (Lehtonen et al. 2013, S.111ff). Jeder dritte NF-1 Patient entwickelt orthopädische Probleme. Es können aber auch Erkrankungen des Herz-Kreislaufsystems einhergehen, wie Bluthochdruck, Epilepsie sowie ein erhöhtes Schlaganfallrisiko.

Für nicht vorbelastete Eltern eines neugeborenen Kindes mit dieser genetischen Erkrankung, kommt die Diagnose generell überraschend, da diese Krankheit bei den normalen Vorsorgeuntersuchungen während der Schwangerschaft nicht ersichtlich ist. Wenn eine erbliche Vorbelastung bekannt ist, werden auch bei Vorsorgeuntersuchungen weitere Untersuchungen vorgenommen. Wurden diese weiteren Untersuchungen nicht vorgenommen und ein "augenscheinlich" gesundes Kind geboren, so ist es äußerst wichtig, dass Mediziner nach Bekanntwerden der NF-1-Erkrankung den Eltern kompetent beratend und unterstützend zur Seite stehen.

"Das Schlimmste ist die Odyssee von Arzt zu Arzt, weil kaum einer die Erkrankung richtig kennt."

(Draeger, 2010, S.48)

2.1 Ursache und Häufigkeit

Die NF-1 gehört mit einer Anzahl der Betroffenen von ca. 1:3000 zu den häufigsten neurologischen Erkrankungen. Die Inzidenz beträgt etwa 30 bis 40 Erkrankte auf 100.000 Einwohner. Die Vererbung erfolgt autosomal-dominant, ungefähr die Hälfte aller Erkrankungen sind Neumutationen, während die andere Hälfte durch familiäre Vorbelastung entsteht (Friedmann et al. 2002, S.105ff.). Alle bisherigen Beobachtungen bestätigen den autosomal dominanten Erbgang, was bedeutet, dass ein betroffener Elternteil mit einer Wahrscheinlichkeit von 50 Prozent (oder je nach Genotyp auch 100 Prozent) die Erkrankung an seine Kinder weitergibt. Man findet keine unterschiedlichen Häufigkeiten in verschiedenen Regionen der Erde oder unter Angehörigen anderer ethnischer Gruppen. Allerdings erkranken Männer etwas häufiger als Frauen. Die hohe Rate der Neumutation wird mit dem Umstand erklärt, dass das betroffene NF-1-Gen auf dem Chromosom 17 sehr groß ist und somit viel Angriffsfläche für genetische Veränderungen bietet (Deckert et al. 2004, S.1104).

Zwar ist die NF-1 eine der häufigeren genetischen Erkrankungen, dennoch ist diese Krankheit in der Bevölkerung kaum bekannt (Wagner 2016). Eine chronische genetische Krankheit wie z.B. Trisomie 21 (Down-Syndrom) ist weitaus bekannter, wenngleich sie statistisch nicht viel häufiger vorkommt.

2.2 Diagnose und Behandlungsmöglichkeiten

Die NF-1 wird ausschließlich klinisch diagnostiziert. Die Symptome treten meist bereits im frühesten Kindesalter auf - wenn nicht sogar schon bei der Geburt - und sind somit gut diagnostizierbar.

Das amerikanische National Institute of Health hat in seiner Konsensuskonferenz von 1987 (NIH Consensus Development Conference 1988, S.575ff.) die in Tabelle 2 beschriebenen Diagnosekriterien aufgestellt. Sollten mindestens zwei dieser Kriterien erfüllt sein, kann ein Mediziner von einer NF-1 ausgehen.

Diagnosekriterien der Neurofibromatose Typ 1 (NF-1)
Sechs oder mehr Pigmentflecken (Café-au-Lait):   • Haut-/Pigmentflecken, welche schon bei oder kurz nach der Geburt erscheinen und um die 5mm groß sind.   • Die Flecken nehmen in der Wachstumsphase des Kindes ebenfalls an Größe zu.
Sommersprossenartige Pigmentierungen: • In Achsel- und Leistenregionen
Mindestens 2 Lisch-Knötchen: • Kleine bräunliche Knoten auf der Regenbogenhaut der Augen.   • Die Knoten beeinträchtigen in der Regel nicht das Sehvermögen.
Zwei oder mehr Neurofibrome: • In der Regel gutartige hautfarbene oder bräunliche Tumore der Nerven- und Bindegewebszellen.   • Können schon sehr früh entstehen, sind aber häufiger ab der Pubertät zu beobachten.   • Nehmen im Verlauf der Erkrankung an Größe zu und in sehr wenigen Fällen entarten diese zu bösartigen Neurofibrosarkomen.
Optikusgliom: • gutartiger Tumor am Sehnerv.
Knöcherne Fehlbildungen: • Spitzfüße, vergrößerter Kopfumfang, Wirbelsäulenveränderung und weitere Knochenveränderungen
Positive Familienanamnese: • Verwandte ersten Grades mit NF-1

Im Rahmen der Früherkennung der NF-1 werden folgende Untersuchungen empfohlen (Friedman 2014):

- Jährliche klinische Untersuchungen durch einen Arzt, der mit der NF1 vertraut ist.
- Jährliche augenärztliche Untersuchungen im Kindesalter, danach in größeren Abständen.
- Regelmäßige Kontrollen der Entwicklung bei Kindern im Rahmen der U1-U11 und J1 / J2-Untersuchungen.
- Regelmäßige Blutdruckkontrollen.

Da es sich bei der NF-1 um eine genetisch bedingte Erkrankung handelt, ist eine Therapie, welche auf Heilung der zugrunde liegenden Störung abzielt, derzeit nicht möglich. Die einzige Behandlungsmöglichkeit besteht daher in der operativen Entfernung der Neurofibrome und Tumoren oder ausnahmsweise in deren Bestrahlung. Hier sollte jedoch ein zurückhaltendes Vorgehen gewählt werden, denn die Operation eines Neurofibroms kann den Funktionsausfall des betreffenden Nervs mit bleibenden Lähmungen zur Folge haben. Zudem kann eine Bestrahlung das vermehrte Wachstum der Tumore auslösen. Ferner können Tumore des zentralen Nervensystems derart ungünstig lokalisiert sein, dass ein operatives Vorgehen ohne Beschädigung des umliegenden gesunden Hirngewebes mit entsprechenden postoperativen neurologischen Ausfällen nicht möglich ist. Aus diesem Grund wird eine sehr genaue Risiko-Nutzen-Abwägung verlangt und es werden üblicherweise nur solche Veränderungen entfernt, die das Potenzial für eine bösartige Entwicklung aufweisen. Ferner stellen eine schwere neurologische oder orthopädische Symptomatik, gravierende kosmetische Probleme sowie eine drohende Erblindung weitere Gründe für eine operative Intervention dar.

2.3 Bedeutung für die betroffenen Patienten

Der Verlauf einer NF-1 ist nicht absolut vorherzusagen. Die Ausprägung der Erkrankung schwankt von einem Betroffenen zum anderen, sogar bei Betroffenen innerhalb einer Familie. Einige Menschen gehen nur mit Hautflecken und wenigen Neurofibromen durchs Leben und nehmen gar nicht wahr, dass sie betroffen sind. Andere erleiden im Lauf der Zeit kosmetische und/oder medizinische Probleme, die wiederholte Behandlungen erforderlich machen, und einige wenige weisen bereits von Geburt an deutliche Krankheitszeichen auf. Insgesamt verläuft die NF-1 jedoch progredient. Die Lebenserwartung der Patienten ist zwar in vielen Fällen normal, beim Auftreten maligner

Tumoren wie maligner peripherer Nervenscheidentumoren oder Glioblastome ist diese jedoch deutlich verringert (BVNF 2018c). Die Lebenserwartung bei NF-1 liegt daher im Mittel acht Jahre unter der in der Allgemeinbevölkerung (Wilding et al. 2012, S.264ff).

Generell lassen sich folgende Aussagen treffen (BVNF 2018b):

- Einige der schwereren Komplikationen werden nur in den ersten Lebensjahren beobachtet. Hierzu gehören z.b. die Deformation des Gesichtes oder der Beinknochen.

- Die meisten schweren Erscheinungsformen der Krankheit sind relativ selten und es gibt eigentlich niemanden, bei dem alle möglichen Komplikationen auftreten.

- Von einer Erkrankung im eigentlichen Sinn des Wortes sollte man erst sprechen, wenn es zu Beeinträchtigungen durch die bestehende genetische Fehlinformation kommt.

2.3.1 Entwicklung im Kindesalter

Kinder mit NF-1 können körperliche und/oder psychische Entwicklungsverzögerungen aufweisen. Darüber hinaus besteht bei manchen Kindern eine verminderte Anspannung der Muskulatur (Hypotonus). Diesem Reifungsdefizit sollte durch gezieltes Training und physiotherapeutische Maßnahmen frühzeitig entgegengewirkt werden.

Als Wachstumsabweichung können bei Vorschulkindern mit NF-1 ein großer Kopfumfang sowie eine leichte Wirbelsäulenverkrümmung (Skoliose) beobachtet werden. Im Allgemeinen ist dies nicht mit medizinischen Problemen verbunden. Der Kopf wächst lediglich mit größerer Geschwindigkeit als bei nicht betroffenen Kindern. Ein Kind mit Skoliose sollte regelmäßig körperlich untersucht werden. In leichteren Fällen kann z.B. ein Korsett hilfreich sein. Dennoch können sich durch Hänseln anderer Kinder psychosoziale Probleme ergeben, so dass hier eine entsprechende Aufklärung des und Vorbeugung durch das Kindergartenpersonal erfolgen sollte.

Eine größere Bedeutung kommt im Vorschulalter den funktionellen Problemen wie Lernschwierigkeiten, Aufmerksamkeitsstörungen und körperliche Ungeschicklichkeit unter Leistungsanforderungen verstärkt zu. Von Lernschwierigkeiten spricht man, wenn ein Kind von normaler Intelligenz in der Schule konstant unterdurchschnittliche Leistungen erbringt. Neuere Schätzungen zugrunde leiden etwa 8 bis 9% aller Schulkinder unter Lernschwierigkeiten (Miller und Kottmann 2016, S.225ff). Kinder mit NF-1 weisen in 40 bis 50% Lernschwierigkeiten auf (Lehtonen et al. 2013, S. 111ff). Auch Störungen aus dem Autismus-Spektrum sollen bei bis zu 30% der Betroffenen vorkommen (Garg et al. 2013, S. 1642ff) und eine geistige Behinderung ist etwa zweimal häufiger als in der Allgemeinbevölkerung. Daher ist es wichtig, dass man bei jedem Kind mit NF-1 bei Schulschwierigkeiten zunächst an eine Lernstörung denken sollte - nicht an Faulheit oder Interesselosigkeit (BVNF 2018b). Problematisch erscheint zudem, dass die Lernstörung bei NF-1-Kindern vielschichtig ist und sich mit den üblichen Schultests häufig nicht richtig erfassen lässt.

Folgende Auffälligkeiten können hinweisend auf das Vorliegen einer speziellen Lernstörung bei NF-1 sein:

- Unangemessenes Verhalten im Kontakt zu anderen Menschen, Überreaktion auf Veränderung.
- Störungen der Konzentrationsfähigkeit bei körperlicher Überaktivität, erhöhte Ablenkbarkeit.
- Körperliche Ungeschicklichkeit, schlechte Orientierung im Raum, Vertauschen von Zahlen, Buchstaben, Schwierigkeiten in Mathematik.
- Schwierigkeiten beim Verständnis von Gesichtsausdrücken, Tonfällen und z.B. Musik.

2.3.2 Entwicklung im Jugendalter

Alle Jugendlichen mit und ohne gesundheitliche Probleme erfahren im Rahmen der Pubertät Unannehmlichkeiten, Zweifel und Unsicherheit auf dem Weg vom Kind zum Erwachsenen. Das Vorliegen einer NF-1 kompliziert diese schwierige Zeit zusätzlich – unabhängig vom Schweregrad der Krankheitsausprägung. So legen Jugendliche ganz besonderen Wert auf ihr äußeres Erscheinungsbild und sind sich der kleinsten Unvollkommenheit bewusst. Jugendliche mit NF-1 können sich wegen der Café-au-Lait-Flecken oder der Neurofibrome und den hiermit verbundenen Entstellungen (Nguyen et al. 2012, S.75) befangen fühlen, einige berichten gar, dass ihr Umfeld mit Abwendung oder Sticheleien auf diese Besonderheiten reagiert.

Bei einer Erbkrankheit wie der NF-1 muss der Jugendliche natürlich über das Risiko, diese Krankheit an seine Kinder weitergeben zu können, im Rahmen einer genetischen Beratung aufgeklärt werden (BVNF 2018b). Für genauere Informationen kann auf genetische Beratungsstellen oder entsprechende Fachleute verwiesen werden, die helfen, eine persönliche verantwortungsvolle Entscheidung zu treffen.

2.4 Auswirkungen auf das familiäre Umfeld

Chronische Erkrankungen stellen nicht nur für die betroffenen Kinder eine große Belastung dar, sie verlangen auch von ihren Familien eine drastische Umstellung ihrer Lebensweise und Lebenseinstellung. Betroffene und alle Familienangehörige müssen sich neben den physischen Veränderungen auch auf viele weitere Folgen der Erkrankung einstellen. Psychische Folgen für das erkrankte Kind, wie auch soziale Folgen sind für alle Beteiligten nicht außer Acht zu lassen.

Soweit möglich, sollten Eltern und Geschwister den betroffenen Kindern und Jugendlichen zugestehen, sich ebenso wie ihre Gleichaltrigen zu verhalten und auszusehen. Gerade in der Pubertät gehen die mit NF-1 einhergehenden äußerlichen Veränderungen mit einer Unsicherheit der Betroffenen und einem Gefühl der Unvollkommenheit einher (BVNF 2018b). Einen Haarschnitt oder Kleidung zu haben, die "passen", kann helfen, einige der o.g. Unsicherheiten zu überwinden oder zumindest zu mittigeren.

In der Pubertät entwickelt sich zunehmend der Sinn für die Privatsphäre. Einige junge Leute vertrauen weiterhin auf ihre Eltern, andere schließen sie aus. Es ist daher für Eltern ein schwieriger Balance-Akt, einerseits die Privatsphäre zu respektieren und andererseits für den Jugendlichen verfügbar zu bleiben. Ein Krankenhausaufenthalt kann von Jugendlichen mit NF-1 als unangenehm erlebt werden, da er oft mit dem Eingriff in die körperliche Privatsphäre durch Ärzte und Pflegepersonal verbunden ist. Auch im ambulanten Bereich ist es sehr wichtig, einen Arzt zu finden, dem der Jugendliche vertrauen und sich öffnen kann und der zudem in der Lage ist, die NF-1 zu behandeln und ebenso den Fragen und geäußerten Ängsten des Patienten zuzuhören. Eltern sollten dem Jugendlichen erlauben, den Arzt selbst zu wählen und mit ihm allein zu sprechen. Auf der anderen Seite müssen Eltern natürlich über den aktuellen gesundheitlichen Zustand des Kindes informiert bleiben (BVNF 2018b).

Abschließend ist es wichtig, sich zu vergegenwärtigen, dass die NF-1 nur einen Teil des Lebens und nicht das gesamte Leben eines Teenagers darstellt. Die Erkrankung des Kindes sollte nicht zu einer übermäßig beschützenden Haltung (Überprotektionismus) seitens der Eltern und Geschwister führen. Für chronisch erkrankte Kinder ist die stärkere Intervention der Eltern nämlich stark entwicklungsbeeinflussend (Rolland 1996). Gesunde Geschwisterkinder oder auch andere gleichaltrige werden meist nicht so umfassend umsorgt wie erkrankte Kinder. Das hat zur Folge dass erkrankte Kinder gewisse altersgerechte Fertigkeiten oftmals erst später erlernen. Dieser Aspekt ist besonders wichtig in der fortlaufenden Beratung durch geschulte und kompetente Fachkräfte. Als positiv hingegen ist zu erwähnen, dass Betroffene durch diese enge Art des Zusammenhaltes ein Gefühl des Vertrauens entwickeln. Ein Urvertrauen, dass unterstützende und verständnisvolle Personen im engen Umfeld zur Verfügung stehen, wenn sie benötigt werden (Erikson 1968, S.97).

3. Herausforderungen in der Beratung betroffener Patienten und Angehöriger

Den Eltern eines betroffenen Kindes müssen alle Eventualitäten und Konsequenzen während der Beratung ausführlich erklärt und erläutert werden - auch Konsequenzen für eventuelle Geschwisterkinder, welche es nicht zu vernachlässigen gilt. Die Erkrankung Neurofibromatose ist in der Gesellschaft nicht stark besprochen oder gar bekannt (Wagner 2016). Eine Diagnose kann daher völlig unwissende Eltern erst einmal stark belasten.

Belastungen durch die chronische Erkrankung müssen sich nicht zwangsläufig negativ auf eine Entwicklung des Betroffenen auswirken (Wagner 2016). Der Schlüssel liegt hier im sozialen und medizinischen Umfeld. Eltern können nach der ersten Diagnose einer chronischen Erkrankung sehr verunsichert reagieren und das betroffene Kind "überbehüten", dieses Verhalten würde sich eher negativ auf die Entwicklung des Kindes auswirken (BVNF 2018b). Mediziner und Therapeuten sind daher gefordert, einen motivierenden und kenntnisreichen Dialog mit den Eltern zu führen, um diese zu unterstützen und zu stärken. Hier ist es jedoch erforderlich, darauf zu achten, dass kein "künstliches soziales" Umfeld, welches nur aus Medizinern, Familie und Therapeuten besteht, geschaffen wird, da sich dieses wiederum negativ auf die Entwicklung auswirken kann.

Die Herausforderung in der Beratung liegt tatsächlich darin, den Balanceakt zwischen medizinischen Kenntnissen und sozialen Tätigkeiten so zu arrangieren, dass das Kind eine Möglichkeit bekommt, sich trotz der Erkrankung weitestgehend "normal" zu entwickeln ohne als "etwas Besonderes/Krankes" dazustehen (Wagner 2016). Physiotherapeutische und psychologische Behandlungen sind neben den zahlreichen medizinischen Interventionen häufig von Nöten.

3.1 Aufgaben der unterstützenden Gesundheitsberatung

Die unterstützende Gesundheitsberatung ermöglicht Patienten - oder deren Angehörigen - die Erkrankung kennenzulernen und damit umgehen zu können. Eine unterstützende

Beratung erweitert auch die Möglichkeiten des Patienten, sich in seinem Umfeld weiterzuentwickeln, Gleichbetroffene zu finden, die Alltagssituationen zu meistern und die Erkrankung in sein Leben zu integrieren. Die Unterstützung des Selbstmanagements stellt ein wichtiges Element in der Betreuung chronisch Erkrankter dar (Bodenheimer 2002, S.2469 ff, Bodenheimer et al. 2002, S.1909ff).

Eine fortlaufende Erläuterung und Beschreibung der Symptome und der nötigen Eingriffe sind für den Betroffenen bzw. die Familie wichtig und hilfreich, um jederzeit den Verlauf der Erkrankung zu verstehen und entsprechende Untersuchungen durchführen zu lassen. Die unterstützende Gesundheitsberatung erfolgt multidimensional und nicht nur im medizinischen Bereich. Auch müssen das soziale Umfeld und die Schul- bzw. Arbeitseinrichtungen der Betroffenen involviert und berücksichtigt werden (Abbildung 1).

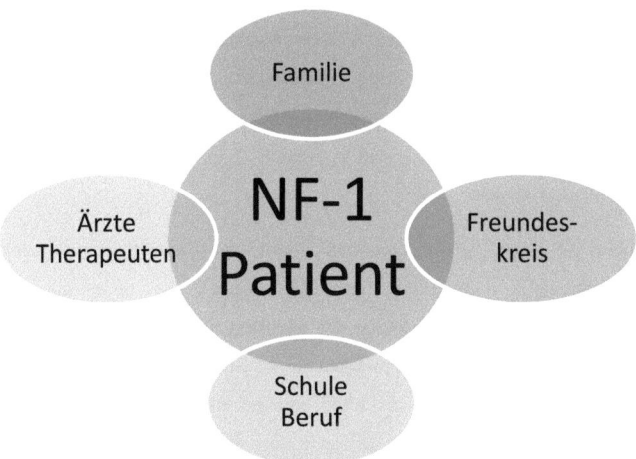

Abbildung 1: Multidimensionaler Beratungsansatz für die NF-1.

Quelle: Eigene Darstellung.

3.2 Ansätze einer professionellen Beratung mit Bezug zu "Neurofibromatose"

Wird ein Kind mit Neurofibromatose geboren, so geschieht dieses meist unvorbereitet für die Eltern. Das augenscheinlich gesunde Kind entwickelt in kurzer Zeit präzise Merkmale der NF-1. Aufgrund der Tatsache, dass diese Erkrankung in der Gesellschaft wenig bis gar nicht bekannt ist (Wagner 2016), stehen Eltern erkrankter Kinder vor vielen Fragen und Unsicherheiten. Um dieses Defizit zu beheben, sollte eine strukturierte Beratung entlang der im Folgenden aufgeführten Dimensionen erfolgen. Federführend ist hier sicher der betreuende und koordinierende Haus- bzw. Kinderarzt, welche die Betroffenen jedoch zum aktiven Selbstmanagement anleiten sollte (Bodenheimer 2002, S.2469 ff, Bodenheimer et al. 2002, S.1909ff). Das spezifische Wissen um die Besonderheiten der Lernentwicklung von NF-1 Kindern und Jugendlichen muss zudem auch in die jeweiligen Lehreinrichtungen getragen werden, um eine Stigmatisierung der Betroffenen in Kindergarten und Schule zu verhindern.

3.2.1 Medizinisch-inhaltliche Aufklärung

Geschulte Mediziner und Therapeuten können Eltern kompetent zur Seite stehen, in dem sowohl die Symptome als auch die Folgen und auch Therapien besprochen werden. Zusätzlich werden vom Bundesverband Neurofibromatose e.V. eine Vielzahl von Informationsmaterialien und Kontaktadressen für entsprechende Serviceprovider zur Verfügung gestellt. Das Krankheitsbild und der potenzielle Verlauf mit den Auswirkungen für die betroffenen Patienten und deren Umfeld wurden bereits im Kapitel 2 näher beschrieben. Hier sollten mit den Betroffenen und Angehörigen die jeweiligen Verlaufsformen und Therapieoptionen besprochen werden. Auch eine genetische Beratung von Jugendlichen und Erwachsenen – wie in Kapitel 2.3.2 angesprochen – darf nicht inhaltlich vernachlässigt werden.

Wichtig erscheint an dieser Stelle auch, den Eltern und Erziehungseinrichtungen zu verdeutlichen, potenzielle Lernstörung des NF-1-Kindes als nicht als Faulheit, Ungehorsam oder Böswilligkeit aufzufassen. Im nächsten Schritt müssen die Lehrer des Kindes möglichst genau über das Vorliegen und die Art sowie Ausprägung der Lernstörung informiert werden, um das Kind speziell fördern zu können. Auch die Einbeziehung des Schulpsychologen ist zwingend notwendig, da die betroffenen Kinder ihr "Anderssein" schnell wahrnehmen und darauf z.B. mit Minderwertigkeitsgefühlen, Depressionen oder auch erhöhter Aggression reagieren können (BVNF 2018b).

Eltern und Lehrer sollten insbesondere darüber aufgeklärt werden, dass NF-1 Kinder häufig eine verminderte Aufmerksamkeitsspanne aufweisen, schnell ablenkbar sind, ein vermindertes Steuerungsvermögen besitzen und eine verstärkte motorische Unruhe zeigen. Zur Diagnosestellung dieser Beeinträchtigung sollte zeitnah ein auf diesem Gebiet erfahrener Psychologe oder Arzt hinzugezogen werden, um die Notwendigkeit einer weiteren Behandlung und deren Form zu besprechen.

3.2.2 Wegweiser-Funktion

Ein an Neurofibromatose-Typ-1 erkranktes Kind sollte aus psychologischen Gründen aufwachsen wie ein gesundes Kind und nicht zum Mittelpunkt der Familie werden, um auch eventuelle Geschwisterkinder nicht in den Schatten zu stellen. Regelmäßige Kontrollen und Vorsorgeuntersuchungen durch einen Neurofibromatose Spezialisten oder gut geschulten Hausarzt sind essentiell wichtig um den Krankheitsverlauf gut beobachten zu können. Die Anbindung an ein Zentrum mit Erfahrung bei der Betreuung von NF-1-Patienten ist empfehlenswert (Zenker 2018). Spezialisierte Versorgungseinrichtungen für NF1-Patienten kann man bspw. im Atlas für seltene Erkrankungen finden (www.se-atlas.de).

Entwicklungs- und Lernschwierigkeiten betroffener NF-1 Kinder sollten regelmäßig psychologisch und medizinisch betreut werden (BVNF 2018d). Ergotherapie und auch Logopädie können unterstützend in die Entwicklung der Patienten eingreifen und diese fördern.

Wie bereits angesprochen zeigen Kinder mit Neurofibromatose-Typ-1 oft Anzeichen von Fehlbildungen des Skelettes und auch Lern- und Entwicklungsschwierigkeiten. Eine geschulte und mit Neurofibromatose vertraute Physiotherapie kann hier weiteren körperlichen und das Skelett betreffende Einschränkungen vorbeugen und durch gezielte Übungen unterstützend zur körperlichen Entwicklung beitragen.

Die Tatsache, das NF-1 in der Öffentlichkeit nur bedingt kommuniziert wird (Wagner 2016), macht es für Betroffene und Angehörige oftmals schwer, Zugang zu den nötigen Informationen und Behandlungsmaßnahmen oder Therapieansätzen zu finden, obwohl das deutsche Gesundheitssystem über zahlreiche Angebote verfügt. Diese Zugangsbarrieren finden sich insbesondere bei Familien mit Migrationshintergrund, solchen des unteren sozialen Bildungsstandes und Menschen ohne Zugang zum Internet. Zusätzlich sollte die medizinische Betreuung eines an NF-1 Erkrankten lebenslang durch ein multidisziplinäres Team von Ärzten und Therapeuten erfolgen (Milani et al. 2015, S.29f). Hier könnten sog. Gesundheitslotsen oder auch "Case Manager" zur Seite stehen (www.dgcc.de), um in Zusammenarbeit mit dem Patienten zielgerichtet die Planung medizinischer, therapeutischer und sozialer Dienstleistungen zu koordinieren (DGCC 2012).

3.2.3 Anleitung zum Selbstmanagement

Eine effektive Betreuung und Versorgung von chronisch erkrankten Personen soll gemäß der Deutschen Gesellschaft für Allgemein- und Familienmedizin (DEGAM) auch die eigenen Möglichkeiten des Patienten einbinden, um aktiv im Umgang mit der Erkrankung umzugehen und die Rolle des Krankheitsmanagers einzunehmen (Küver 2006, S.1). Der behandelnde Hausarzt muss den Patienten und auch die Angehörigen durch eine motivierende Beratungs- und Gesprächsweise im Selbstmanagement im Rahmen eines sogenannten Empowerment-Konzeptes unterstützen (Glasgow et al. 2003, S.563ff). Patientenschulungen sind eine sehr gute Möglichkeit, diese Werte und Vorstellungen der Patienten und Angehörigen zu unterstützen. Diese Schulungen sind sehr komplexe und strukturierte Interventionen. Oft finden sie in Kleingruppen von Patienten statt und werden durch Mitglieder unterschiedlicher Professionen organisiert (Küver et al. 2006, S.7). Ziele dieser Schulungen können wie folgt zusammengefasst werden:

- Die Mitarbeit des Patienten zielt auf die Verbesserung des Befindens, der Leistungsfähigkeit und der allgemeinen individuellen Prognose des Patienten.
- Der Patient gewinnt an Wissen, Fähig- und Fertigkeiten um mit der Erkrankung möglichst eigenständig und informiert umzugehen um Entscheidungen bezüglich der Lebensführung selbständig treffen zu können.
- Verbesserung der psychosozialen Gesundheit und der Lebensqualität.

Eine effektive Versorgung chronisch erkrankter Personen erfordert auch die Einbindung der Perspektiven des Patienten und auch die Möglichkeit das Selbstmanagement der Krankheit und der Behandlung zu fördern (Küver et al. 2006, S.7). Geschulte Mediziner unterstützen dieses durch eine motivierende Beratung und ein Eingehen auf die Werte und Vorstellungen des Patienten. Auf der anderen Seite erfordert dieses Vorgehen vom Patienten, eine Akzeptanz gegenüber seiner Krankheit zu entwickeln und eine aktive Rolle in der Behandlung zu übernehmen. Im Praxisalltag chronisch erkrankter Personen hat sich die von Ludt et al. (2006) modifizierte "5-A-Strategie" nach Glasgow et al. (2003, S.563ff) als sehr erfolgreich erwiesen. Nicht nur wird die Beratungsaktivität thematisiert, es wird auch das Selbstmanagement der Erkrankung und eine höhere Patientenorientierung angesprochen (Küver et al. 2006, S.2).

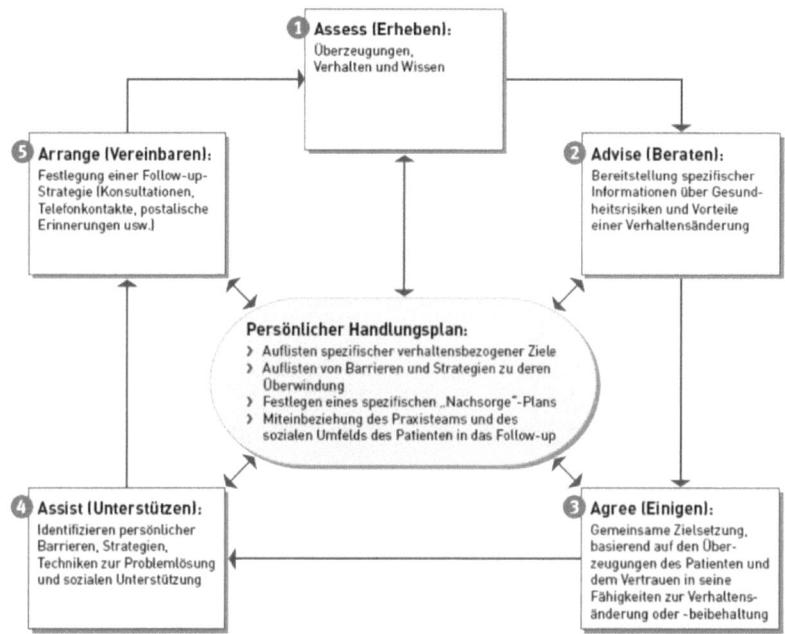

Abbildung 2: 5 "A"-Strategie zum Selbstmanagement chronischer Erkrankungen.

Quelle: Ludt/Joos/Szecsenyi 2006 modifiziert nach Glasgow et al. 2003

Assess

Das erste Ziel ist die Erfassung des Problems und der möglichen Folgen der Erkrankung. Hier erfolgt eine systematische Erhebung des Verhaltens des Patienten in Bezug auf die Motivation und Einstellung zu weiteren Beratungsmaßnahmen. Da die Erkrankung Neurofibromatose-Typ-1 sehr unterschiedlich verlaufen kann, ist es nötig jeden einzelnen Patienten individuell betreuen und beraten zu können, um auch die Bereitschaft des Patienten hinsichtlich anderer Therapiemethoden stärken zu können.

Advise

Eine verständnisvolle und kompetente ärztliche Beratung hat die Stärkung des Selbstvertrauens des Patienten zum Ziel. Die eigenen Fähigkeiten, das Selbstmanagement und das Vertrauen in die eigene Person sollen hierbei gestärkt werden.

Agree

In einer gemeinsamen Arzt-Patienten-Vereinbarung werden Entscheidungen über die jeweiligen, nötigen Therapiebehandlungen besprochen und getroffen.

Assist

Informationsbroschüren, Selbsthilfegruppen, Schulungen und Überweisungen zu fachspezifischen Therapeuten sind hilfreich in der Unterstützung des Selbstmanagements der Erkrankung.

Arrange

Das Ziel der Betreuung und Beratung ist eine kontinuierliche Langzeit-Betreuung. Auschlaggebend ist der Grad der Erkrankung. Patienten mit nur wenig Hautflecken und einzelnen Neurofibromen sind bspw. weniger betroffen als Patienten mit häufig neu wachsenden Tumoren sowie physisch und psychischen Veränderungen auf Grund der Erkrankung.

3.2.4 Multimediale Angebote

Seit 1987 existiert in Deutschland die *Von Recklinghausen Gesellschaft e.V.* als Teil des Bundesverbandes Neurofibromatose e.V. (BVNF 2018e). Diese Gesellschaft bietet Betroffenen an, auf verschiedenen Wegen Kontakt aufzunehmen, um Informationen zu erlangen, Fragen zu stellen und Forschungsergebnisse einsehen zu können. Auch in der heutigen Gesellschaft sind Internetanschluss und medizinische Vorkenntnisse keine Selbstverständlichkeit und so müssen Therapeuten, medizinische Fachkräfte und Betroffene selbst Wege finden, entsprechende Informationen sammeln zu können. Dieses kann durch Selbsthilfegruppen und Ansprechpartner auf regionaler Ebene geschehen, als auch durch Informationsbroschüren und Telefonberatung (BVNF 2018e). Die *Von Recklinghausen Gesellschaft e.V.* ist eine Selbsthilfegruppe für Neurofibromatose Patienten und deren Angehörige, gegründet auf Grund der Unzufriedenheit der mangelnden Informationsquellen, der fehlenden gesellschaftlichen Akzeptanz und der wenigen Beratungsstellen. In den Regionalgruppen werden Familien und Betroffene von Kontaktpersonen betreut und im persönlichen Kontakt via Telefon, Brief, Informationsbroschüren oder per E-Mail informiert. Das Ziel dieser Gesellschaft ist die Förderung der Forschung und der Aufklärung der Mediziner und Bevölkerung, sowie Unterstützung, Förderung und Ansprechbarkeit für Betroffene in allen Aspekten der sozialen Integration.

3.2.5 Altersgerechte Beratung

Neugeborene und Säuglinge

Wie bereits in Kapitel 1 und 2 erläutert, ist die Diagnose "NF-1" bei einem Neugeborenen oder Säugling eine unvorhergesehene und unerwartete Diagnose. Eltern rücken spontan in den Versorgungsmittelpunkt bezüglich Therapie- und Versorgungsmaßnahmen. Von eigenen Schuldgefühlen getragen ist es für die Eltern besonders wichtig, durch eine kompetente und nachvollziehbare Beratung und Schulung die Sicherheit zu bekommen, dass die Erkrankung durchaus auch ein Ergebnis einer Spontanmutation eines Genes sein kann und keine umweltbedingten Ursachen bisher als Faktor der Erkrankung anzusehen sind. (Nothing is Forever 2018).

Vorschulalter

Bereits im Kindergarten und Vorschulalter lassen sich Verzögerungen in der Motorik, in der Sprache und in der allgemeinen Entwicklung des Kindes erkennen. Hier gilt es für geschulte und informierte Pädagogen gemeinsam mit den Eltern und geschulten Therapeuten eine unterstützende Hilfe für das betroffene Kind zu bieten. Sprachliche und motorische Einschränkungen können mit gezielten logopädischen, ergotherapeutischen und physiotherapeutischen Behandlungen und Übungen verbessert werden. (Nothing is Forever 2018).

Schulalter/Jugendliche

Auch hormonell bedingt ist dieses Alter eine besonders schwere Zeit für jeden Heranwachsenden, doch Schüler und Jugendliche mit NF-1 entwickeln hier schneller ein Gefühl der sozialen Isolation oder der Depression. Ein geschulter Therapeut und die regionale Beratungsstelle können Kinder und Jugendliche in diesem Alter besonders bei der Wahl der sozialen Netzwerke und der Möglichkeiten für die Zukunft beratend zur Seite stehen. (Nothing is Forever 2018)

4. Zusammenfassung und Ausblick

Zusammenfassend ist festzuhalten, dass eine umfangreiche, begleitende und zufriedenstellende Beratung chronisch erkrankter Patienten und derer Angehörigen unabdingbar ist. Dieses kann durch entsprechend geschulte Mediziner, Elterngruppen Gleichbetroffener oder auch durch Betroffene selbst geschehen.

Grundlegende Kenntnisse über die Erkrankung, die Handlungsoptionen und die eventuellen Auswirkungen auf das Leben geben den Angehörigen und den Betroffenen die Möglichkeit, das Management der Erkrankung selber bzw. im Falle eines Babys/Kleinkindes durch die Eltern zu übernehmen. Hierbei spielt die fortlaufende persönliche Weiterentwicklung des Patienten und seines Umfeldes eine wichtige Rolle.

4.1 Kernaspekte der Beratung hinsichtlich NF-1

Die NF-1 wird aufgrund der hohen Neumutationsrate in 50% der Fälle von den Betroffenen und ihren Familien zunächst als „schicksalhaft" empfunden. Um hier eine gute zukünftige Patienten- und Angehörigen-Compliance zu erreichen, erscheint eine umfassend medizinische Aufklärung aller Beteiligten sowie die Anleitung zum Selbstmanagement wichtig und erfolgsbestimmend.

Trotz der recht hohen Inzidenz der NF-1, erscheint diese Erbkrankheit im Vgl. zu ähnlich häufigen Erkrankungen wie bspw. die Trisomie 21 (Down-Syndrom) nur wenig präsent in den Medien und dem Bewusstsein der Allgemeinbevölkerung. So wird kein automatisches Screening in der Schwangerschaft angeboten und das betroffene Kind wird zunächst augenscheinlich gesund geboren. Zügig stellt die NF-1 jedoch das gesamte soziale Umfeld des Kindes vor eine Thematik, welche in der Öffentlichkeit kaum publiziert wird. Entsprechend stehen im Vgl. zur Trisomie 21 nur relativ wenige Ressourcen zur Informationsgewinnung und dem Krankheitsmanagement zur Verfügung. Die Betroffenen und ihre Familien müssen sich daher an wenige Expertenzentren wenden und hierfür teilweise lange Anfahrten und Wegezeiten in Kauf nehmen.

Es gilt zudem, einem multidimensionalen Beratungsansatz zu folgen, da das gesamte soziale Umfeld ein Bewusstsein für die Erkrankung entwickeln muss. Es ist wichtig, dem Kind innerhalb der Familie keine "Sonderstellung" zu geben, sondern es in all seinen Möglichkeiten und Fähigkeiten zu fördern. Die NF-1 verläuft von Patient zu Patient unterschiedlich und gerade Kinder mit einer milderen Form können sich über eine entsprechende Förderung durch Physiotherapie, Ergotherapie und Logopädie gut entwickeln und ihre kognitiven und motorischen Fähigkeiten entsprechend ausbilden.

4.2 Idealer Beratungsansatz und Grenzen der Beratung

Ein idealer Beratungsansatz beginnt mit einer professionellen und informativen Diagnosestellung sowie einer medizinischer Beratung des Patienten und der Angehörigen durch gut geschulte Mediziner und Therapeuten. Das Aufzeigen von Therapiemöglichkeiten und Hilfsangebote durch kompetente Ärzte können sich positiv auf die Familie und den zukünftigen Umgang mit der Erkrankung eines Familienmitgliedes auswirken. Dem Gegenüber steht die Problematik, dass die NF-1 in der allgemeinen Bevölkerung und der Ärzteschaft nur hinlänglich bekannt und wenig verbreitet ist. Gut geschulte Mediziner und Therapeuten zu dem Thema Neurofibromatose aufzusuchen, bedeutet für Betroffene und Familien auch oftmals, lange Anfahrtswege zu Expertenzentren in Kauf nehmen zu müssen. Für das Umfeld der Patienten ist es wichtig, das Aufwachsen des Betroffenen soweit zu unterstützen, dass er durch regelmäßige Patienten- und Angehörigenschulungen zum eigenen Krankheitsmanager wird. Der 5-„A"-Ansatz (Abbildung in Kapitel 3.3) zeigt einen guten Weg, ein solches „Self-Empowerment" strukturiert aufbauen zu können. Allerdings ist diese Methode auf Grund des zeitlichen Faktors (Terminvereinbarungen bei diversen Therapeuten, Anfahrtswege, etc.) sehr aufwendig und auch ressourcenintensiv. Der multidimensionale Schulungsansatz – wie im Diagramm in Kapitel 3.3 beschrieben - ermöglicht den Betroffenen ein Aufwachsen in einem sicheren und kenntnisreichen sozialen Umfeld. Pädagogen in Kindergarten, Vorschule und Schule sorgen für eine unterstützende und motivierende Bildung. Familie und Freunde können dem Patienten ein stabiles Umfeld für die weitere Entwicklung bieten. Aufgrund des relativen Unbekanntheitsgrades der Erkrankung NF-1 treffen Betroffene hier auch auf Barrieren und teilweise Unverständnis, welches der mangelnden Information über die Erkrankung geschuldet ist. Das soziale Umfeld eines Betroffenen durch Beratungen und Schulungen über die Erkrankung aufzuklären, ist daher ebenfalls sehr zeit- und ressourcenintensiv.

Die NF-1 ist nicht heilbar, daher erfolgen in jedem Stadium des Aufwachsend und der Adoleszenz weitere Beratungen, Diagnosen und therapeutische Eingriffe. Immer vor dem Hintergrund den betroffenen Patienten soweit mit seiner Erkrankung zu fördern, dass er selbst zu einem selbständigen "Krankheitsmanager" wird und selbständig Therapien und Untersuchungen verstehen und mitverfolgen kann. Im Kindesalter ist der betroffene Patient noch abhängig von den Eltern, doch schon in der Jugendzeit muss dem Patienten die Möglichkeit gegeben werden, ein gewisses Gefühl der Privatsphäre zu entwickeln und zunehmend Verantwortung für das Management seiner Erkrankung zu übernehmen. Im Erwachsenalter wird der Fokus auf der frühzeitigen Erkennung von potenzieller Entartung der NF-1 Tumoren sowie deren medizinischer Behandlung liegen.

Zusammenfassend sollte die Beratung von Betroffenen der NF-1 demnach aufklärend, multidimensional und altersgerecht erfolgen (Abbildung 3).

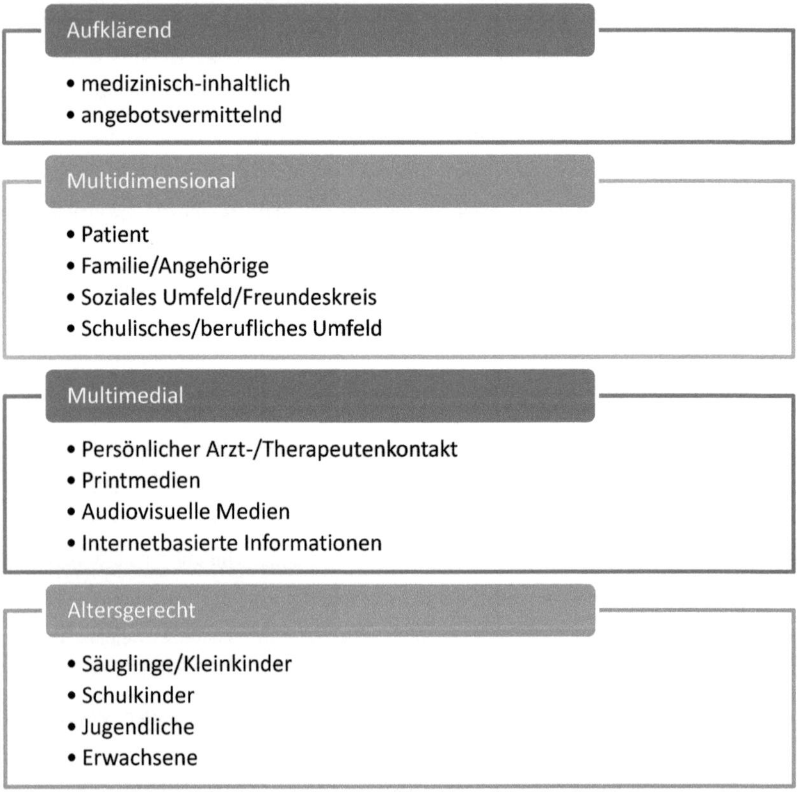

Aufklärend

- medizinisch-inhaltlich
- angebotsvermittelnd

Multidimensional

- Patient
- Familie/Angehörige
- Soziales Umfeld/Freundeskreis
- Schulisches/berufliches Umfeld

Multimedial

- Persönlicher Arzt-/Therapeutenkontakt
- Printmedien
- Audiovisuelle Medien
- Internetbasierte Informationen

Altersgerecht

- Säuglinge/Kleinkinder
- Schulkinder
- Jugendliche
- Erwachsene

Abbildung 3: Verschiedene Dimensionen der NF-1 Beratung.

Quelle: Eigene Darstellung.

6. Literaturverzeichnis

6.1 Aufsätze und Buchbeiträge

1. Bodenheimer, T., Lorig. K., Holman, H., Grumbach, K. (2002): Patient Self-management of chronic disease in primary care. JAMA 288:2469-2475.

2. Bodenheimer, T., Wagner, E.H., Grumbach, K. (2002) Improving primary care for patients with chronic illness. The chronic care model. JAMA 288:1909-1914.

3. Deckert, M., Reifenberger, G., Riede, U.-N., Schlote, W., Thal, D.R., Wiestler, O.D. (2004): Nervensystem. In: Ursus-Nikolaus Riede, Martin Werner, Hans-Eckart Schäfer (Hrsg.): Allgemeine und Spezielle Pathologie. 5. Auflage. Stuttgart, 1104.

4. Draeger, G. (2010): In: Gensthaler, B.M., Neurofibromatose: Erkrankung mit vielen Gesichtern. Pharmazeutische Zeitung 155:48.

5. Erikson, E.H. (1968). Identity. Youth and Crisis. New York: Norton (dt. Jugend und Krise. Weinheim. Klett-Cotta 1981).

6. Friedman, J.M., Arbiser J., Epstein J.A., Gutmann D.H., Huot S.J., Lin A.E., McManus B., Korf B.R. (2002): Cardiovascular Disease in Neurofibromatosis 1: Report of the NF1 Cardiovascular Task Force 4:105-111.

7. Friedman, J.M. (2014): Neurofibromatosis 1. In: Pagon, R.A., Adam, M.P., Ardinger, H.H., Wallace, S.E., Amemiya, A., Bean, L.J.H., Bird, T.D., Ledbetter, N., Mefford, H.C., Smith, R.J.H., Stephens, K. (Hrsg.) SourceGeneReviews® [Internet]. Seattle (WA): University of Washington, Seattle; 1998 [updated 2014], 1993-2017.

8. Garg, S., Green, J., Leadbitter, K., Emsley, R., Lehtonen, A., Evans, D.G., Huson, S.M. (2013): Neurofibromatosis type 1 and autism spectrum disorder. Pediatrics 132:e1642-8.

9. Glasgow, R.E., Davis, C.L., Funnell, M.M., Beck, A. (2003): Implementing practical interventions to support chronic illness self-management. Jt Comm J Qual Saf 29(11):563-574.

10. Küver, C., Mühlhauser I., Beyer M., Gerlach FM. (2004): Patientenschulung - Anforderungen, Wirksamkeit, Umsetzung. In: Sell S., Tophoven C.: DMPs - Die Chance, Deutscher Ärzte-Verlag, Köln.

11. Küver, C., Ludt, S., Becker, A. (2006): Beratung und Schulung chronisch kranker Menschen. In: DEGAM-Positionspapier „Versorgung chronisch Kranker", Hamburg.

12. Lehtonen, A., Howie, E., Trump, D., Huson, S.M. (2013): Behaviour in children with neurofibromatosis type 1: cognition, executive function, attention, emotion, and social competence. Dev Med Child Neurol 55:111–25.

13. Ludt, S., Joos, S., Szecsenyi, J. (2006): Schulung und Selbstmanagement. Kap 2.7 – Asthma bronchiale und COPD; Hausarzt Handbuch, MED.KOMM. Verlag.

14. Milani, D., Pezzani, L., Tadini, G., Menni, F., Esposito, S. (2015): A multidisciplinary approach in neurofibromatosis 1. Lancet Neurology 14(1):29-30.

15. Miller, S., Kottmann, B. (2017): Kinder mit Lernschwierigkeiten in der Grundschule. In: Diehm I., Kuhn M., Machold C. (eds) Differenz - Ungleichheit - Erziehungswissenschaft. Springer VS, Wiesbaden, 219-237.

16. National Institutes of Health Consensus Development Conference (1988). Neurofibromatosis. Conference statement. In: Archives of Neurology 45(5):575–57.

17. Nguyen, R., Dombi, E., Widemann, B.C., Solomon, J., Fuensterer, C., Kluwe, L., Friedman, J.M., Mautner, V.F. (2012): Growth dynamics of plexiform neurofibromas: a retrospective cohort study of 201 patients with neurofibromatosis 1. Orphanet J Rare Dis 7:75.

18. Plumridge, G., Metcalfe, A., Coad, J., Gill, P. (2011): Parents' communication with siblings of children affected by an inherited genetic condition. J Genet Couns. 20(4):374–383.

19. Riccardi, V.M. (1981): Neurofibromatosis: an overview and new directions in clinical investigations. In: Advances in neurology. Band 29, 1–9.

20. Rolland, C.G. (1996): Chronische Erkrankungen im Kindesalter und ihre Auswirkungen auf Entwicklung, Verhalten und Lebensqualität. In: Lehmkuhl, G. (Hrsg.): Chronisch kranke Kinder und ihre Familien, München: Medizin Verlag.

21. Wilding, A., Ingham, S.L., Lalloo, F., Clancy, T., Huson, S.M., Moran, A., Evans, D.G. (2012): Life expectancy in hereditary cancer predisposing diseases: an observational study. J Med Genet 49:264–9.

6.2 Internetquellen

1. Bundesverband Neurofibromatose e.V. (2018): https://www.bv-nf.de/publikationen/broschueren [Online: zuletzt aufgerufen am 11.09.2018].

2. Bundesverband Neurofibromatose e.V. (2018a): https://www.bv-nf.de/neurofibromatose/nf-1 [Online: zuletzt aufgerufen am 11.09.2018].

3. Bundesverband Neurofibromatose e.V. (2018b). https://www.bv-nf.de/neurofibromatose/nf-1/kinder [Online: zuletzt aufgerufen am 11.09.2018].

4. Bundesverband Neurofibromatose e.V. (2018c): https://www.bv-nf.de/neurofibromatose/nf-1/erwachsene [Online: zuletzt aufgerufen am 11.09.2018].

5. Bundesverband Neurofibromatose e.V. (2018d): https://bv-nf.de/images/images/home/Die-Flecken-von-Mariana-3_2018.pdf [Online: zuletzt aufgerufen am 12.09.2018].

6. Bundesverband Neurofibromatose e.V. (2018e): https://bv-nf.de/images/images/publikationen/NF-im-Kindesalter-1_2018-1.pdf [Online: zuletzt aufgerufen am 13.09.2018].

7. Deutsche Gesellschaft für Care und Case Management (DGCC) e.V. (2012): https://www.dgcc.de/case-management [Online: zuletzt aufgerufen am 13.09.2018].

8. Nothing is Forever e.V. (2018). http://www.nothing-is-forever.de/leben-mit-nf/ein-kind-mit-nf [Online: zuletzt aufgerufen am 13.09.2018].

9. Wagner, V. (2016): https://www.mamirocks.com/fit-fuer-schule-und-beruf-trotz-neurofibromatose [Online: zuletzt aufgerufen am 12.09.2018].

10. Zenker, M. (2018): Seltene Erkrankungen Teil 3: Neurofibromatose Typ 1 – CPD-Fortbildung der Ärztekammer Niedersachsen. https://www.aekn.de/fortbildung/aktuelle-themen/seltene-erkrankungen-teil-3-neurofibromatose-typ-1 [Online: zuletzt aufgerufen am 12.09.2018].

BEI GRIN MACHT SICH IHR WISSEN BEZAHLT

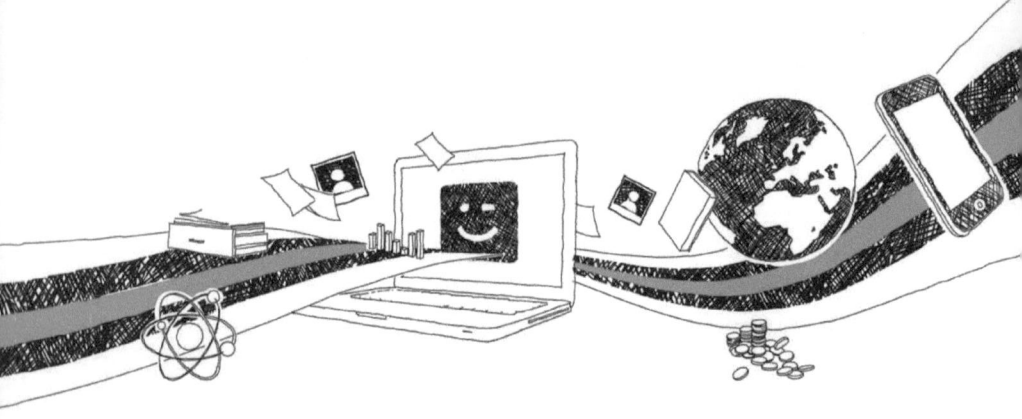

- Wir veröffentlichen Ihre Hausarbeit, Bachelor- und Masterarbeit

- Ihr eigenes eBook und Buch - weltweit in allen wichtigen Shops

- Verdienen Sie an jedem Verkauf

Jetzt bei www.GRIN.com hochladen und kostenlos publizieren

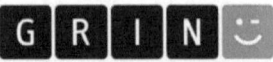